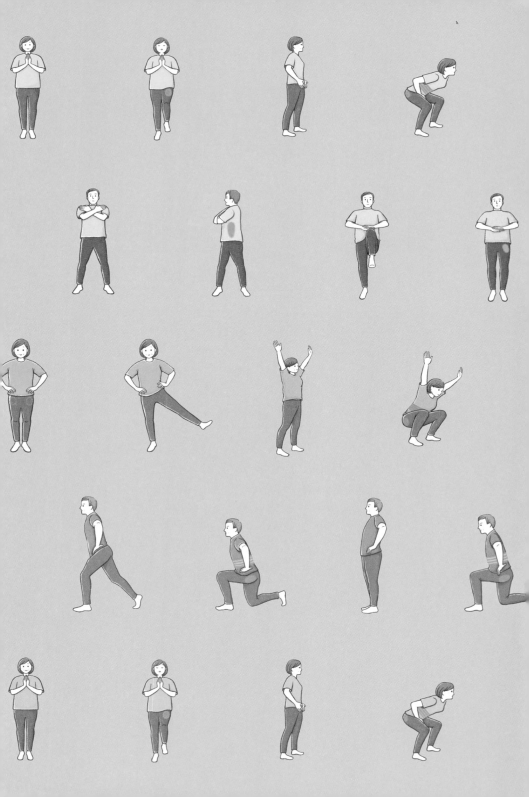

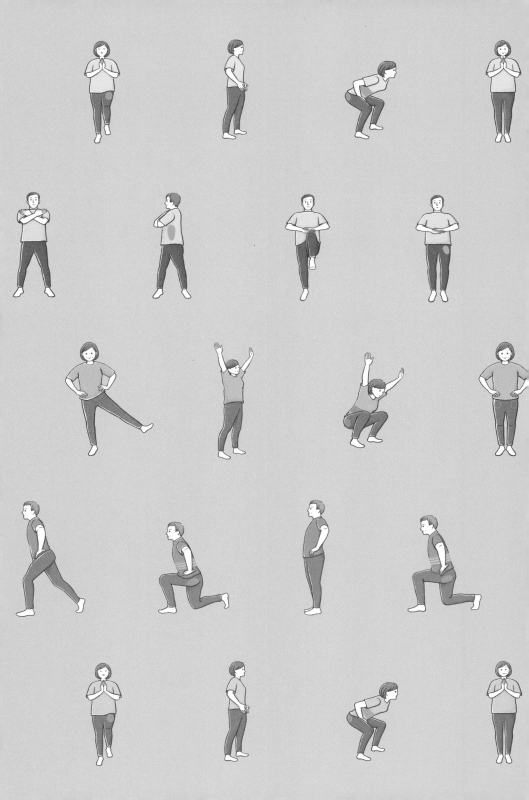

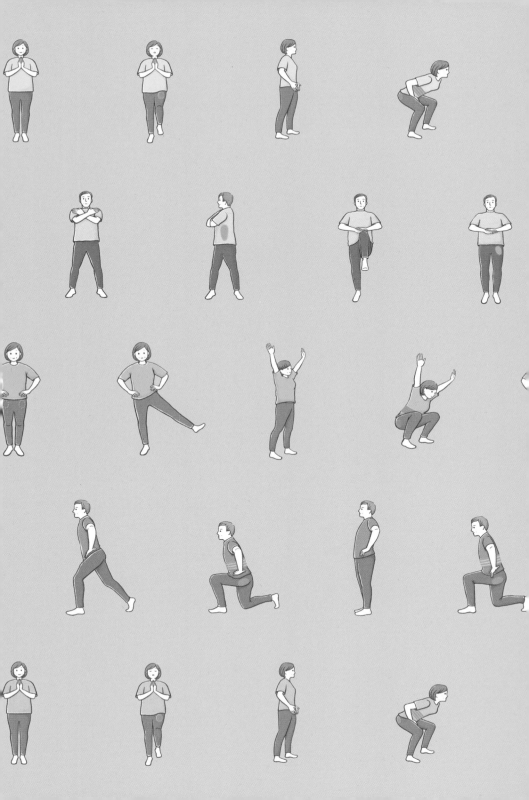

50부터
시작하는
하루 1분
기적의
스트레칭

노화는 늦추고 통증은 사라지는 매일 체간 운동 28

50부터 시작하는 기적의 스트레칭

하루
1분

사와키 가즈타카 지음 · 최말숙 옮김

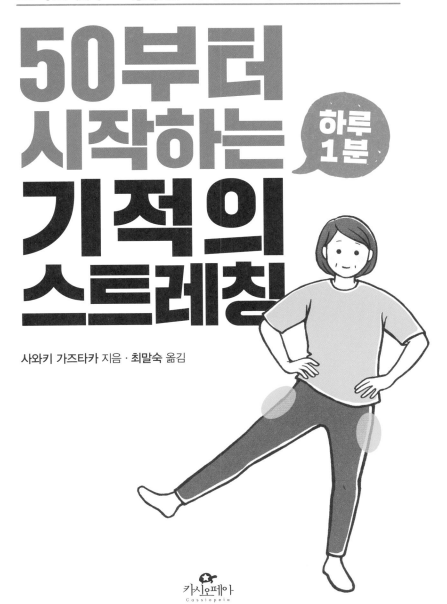

카시오페아
Cassiopeia

통증 없이 오래 살고 싶다면,
오늘부터 체간 스트레칭!

체간이란 우리 몸의 중축을 이루는 핵심 몸통 근육으로, 머리, 팔, 다리를 제외하고 목부터 허벅지 위쪽까지 해당한다. **체간 스트레칭은 바로 이 몸통 근육을 튼튼하고 유연하게 만들어, 몸의 중심부 근육이나 관절의 불균형과 잘못된 움직임을 바로잡아주는 운동을 말한다. 자세를 개선하고 대사를 향상하는 효과가 있으며, 일상을 활기차고 건강하게 보내는 데 꼭 필요한 운동이다.**

어린아이부터 고령자와 전문 운동선수에 이르기까지, 31년간 트레이너로서 다양한 사람들을 지도하며 한 가지를 깨달았다. 바로 우리 신체가 기능하는 기초를 다지는 데 체간 스트레칭만큼 좋은 운동이 없다는 사실이다.

체간 스트레칭이 널리 알려지기 시작한 것은 트레이너와 코치들이 운동선수에게 몸만들기의 기본은 근육을 키우는 것이 아니라 바른 자세와 동작을 취하는 것이라고 가르치면서부터다.

이 책은 아프지 않고 건강하게 살고 싶은 사람들을 위해 썼다. 사람은 나이를 먹을수록 자세가 나빠지고 관절의 움직임이 약해져 어깨 결림이나 허리 통증 등이 발생하기 쉽다. 미리 관리하지 않으면 작은 통증도 만성질환으로 이어질 수 있으므로 건강 관리는 빨리 시작할수록 효과가 더 크다. 하지만 그렇다고 한 번에 큰 동작을 하거나 처음부터 고강도 운동으로 시작한다면 오히려 몸에 무리를 준다.

고심 끝에 누구나 안전하게 최대의 효과를 볼 수 있는 스트레칭 동작 28가지를 만들었다. 특별한 도구 없이도 맨몸으로 언제 어디서든 나이와 상관없이 쉽고 간단하게 할 수 있어, 그저 매일 꾸준히 따라 하기만 하면 체간근을 강화할 수 있다.

이 책에 나오는 체간 스트레칭을 매일 1분씩 4주 동안 반복하는 습관을 들인다면 체간근을 포함한 우리 몸의 코어 근육이 발달되어 몸의 균형이 잡히고 중심이 바로 설 수 있다. 통증 없이 오래 살고 싶다면, 오늘부터 체간 스트레칭을 시작해보자!

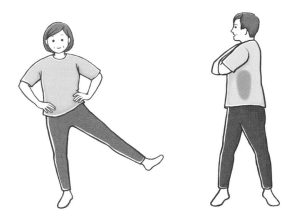

이 책의 다섯 가지 장점

1 **하루 1분이면 된다**

하루에 단 1분만 투자하면 된다. 매일 밥을 먹듯이 일상에서 가볍게 실천할 수 있는, 간단하면서도 효과적인 스트레칭 동작들로 구성되어 있다. 최소한의 움직임으로 최대의 효과를 기대할 수 있다.

2 **약해지기 쉬운 근육을 강화한다**

나이 들수록 약해지기 쉬운 근육을 안전하고 효율적으로 단련할 수 있다. 체간은 고관절이나 엉덩이 주변 등 하체부터 점차 약해진다. 체간 스트레칭은 소홀하기 쉬운 하체의 작은 근육들까지도 구석구석 자극해, 자세 개선은 물론 하체를 튼튼하게 만들어준다.

3 누구나 쉽게 따라 할 수 있다

스트레칭의 강도는 쉬운 것에서부터 어려운 것까지 점점 높아지기 때문에 무리하지 않고 부담 없이 시작할 수 있다. 운동을 많이 해보지 않았거나 체력이 약한 사람, 나이가 많은 사람도 쉽게 따라 할 수 있다.

4 기능해부학에 기초한다

체간 스트레칭은 다리를 들고 허리를 비틀고 등을 젖히는 등의 동작들로 구성되어 있는데, 이 동작들은 모두 기능해부학적으로 바른 움직임이다. 기능해부학을 알면 운동이 쉬워진다. 정확한 동작으로 체간근을 키워 균형 잡힌 몸을 만들 수 있다.

5 만성통증을 예방하고 개선한다

평소에 자세가 바르고 관절의 움직임이 유연하며 적당하게 근육이 발달했다면 통증 없이 건강하게 살 수 있다. 몸이 아픈 이유는 자기도 모르는 사이에 몸에 밴 나쁜 습관 때문이다. 이 책에서 소개하는 스트레칭 동작들을 따라 한다면 나쁜 자세와 습관을 고칠 수 있다. 어깨 결림, 허리 통증, 무릎 시림 등 질병을 예방하고 개선할 수 있다.

이 책의 구성과 활용법

**스트레칭 강도를
레벨로 한눈에 보기!**

뒤로 갈수록 운동 강도는
올라간다. 누구나 따라 할
수 있는 쉬운 레벨에서부
터 시작하므로 차근차근
해보자.

호흡은 정확하게!

기본 호흡법은 코로 숨을
들이마시고 입으로 내쉬
는 것이다. 각 장에서 설
명하는 대로 호흡한다.

동작은 2단계뿐!

두 동작만으로도 효과 만
점인 스트레칭만을 엄선
해 담았다.

1주
▼
5일 차

레벨
★ ☆
☆ ☆

등 근육은 유연하게 배 근육은 튼튼하게 된다
네 발 기는 자세 하기

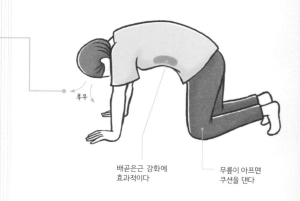

후우

배곧은근 강화에
효과적이다

무릎이 아프면
쿠션을 댄다

1 어깨 아래에는 손이, 고관절 밑에는 무릎이 오도록 네 발 기는
자세를 한다. 등을 둥글게 만 후 고개를 숙여 배꼽을 본다.

46

10

스트레칭, 이렇게 해보자!

① 무리하게 하지 말기
② 통증이 느껴질 때는 쉬어주기
③ 호흡은 천천히, 편안하게 하기
④ 어떤 근육을 쓰고 있는지 인식하기
⑤ 좌우 균형 있게 움직여주기

스트레칭 포인트

등을 둥글게 말 때는 배 근육(배곧은근)을, 허리를 젖힐 때는 등 근육(척주세움근)을 쓰고 있다는 것을 확인한다. 통증이 있는 방향으로는 움직이지 않도록 한다.

목표
5회×1세트

호흡

척주세움근 강화에 효과적이다

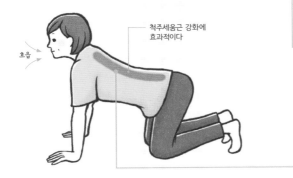

2 고개를 들어 정면을 바라보면서 허리를 젖힌다. 이 동작을 5회 반복한다.

47

스트레칭 포인트 정리!

스트레칭할 때 주의해야 하거나 알아야 할 점들을 설명한다. 스트레칭 포인트를 보며 바른 자세를 유지하고 있는지 확인할 수 있다.

오늘의 스트레칭 목표 확인하기!

목표하는 스트레칭 횟수만큼 무리하지 않고 운동한다.

내 몸에서 활성화되는 근육 알기!

신체 부위에서 어떤 근육이 자극받고 활성화되는지 알기 쉽게 표시했다. 어떤 근육을 쓰고 있는지 인식하면서 스트레칭을 하면 운동 효과가 더 잘 나타난다.

11

4주 반복 운동 습관 만들기

체간 스트레칭은 체간을 안정화시키고 자세를 올바르게 해준다. 하루 1분씩 4주 완성 프로그램이지만, 그날그날의 컨디션에 따라 같은 운동을 며칠 반복해도 괜찮고 중간에 적절히 휴식을 취해도 좋다. 가장 중요한 것은 '지속적으로' 운동을 하는 것이다. 그래야 운동의 효과를 얻을 수 있다. 기본 1세트로 구성되어 있어 운동 시간이 짧게 느껴진다면, 2~3세트로 늘려도 괜찮다.

1주 차 ★☆☆☆

바른 자세로 편안하게 시작하기

깊은 호흡으로 체간을 안정화시키고 쉽게 따라 할 수 있는 운동으로 구성되어 있다. 동작은 간단하지만 효과는 바로 나타난다.

2주 차 ★★☆☆

탄탄하고 유연한 몸 만들기

체간근을 쫙 펴주고 체간 안정화를 높이는 운동으로 구성되어 있다. 몸의 중심축인 체간이 튼튼하고 유연해야 온몸이 건강해진다.

3주 차 ★★★☆

속근육과 겉근육 모두 사용하기

체간 스트레칭은 속근육(이너 머슬Inner Muscle)과 겉근육(아우터 머슬 Outer Muscle)을 함께 단련시키기 때문에 체간을 더 튼튼하게 만들 수 있다.

4주 차 ★★★★

통증을 없애 가뿐한 몸 만들기

체간근을 더욱 잘 사용하여 통증을 없앤다. 4주 과정을 마치면 자세가 좋아지고 걸음걸이가 경쾌해지며, 일에 대한 반응속도도 훨씬 빨라질 것이다.

4주 목표 달성 달력

[1일 1동작, 스트레칭이 끝나면 동그라미로 표시하기]

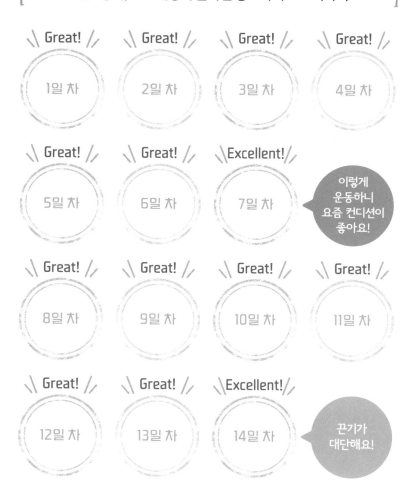

\\ Great! // 1일 차

\\ Great! // 2일 차

\\ Great! // 3일 차

\\ Great! // 4일 차

\\ Great! // 5일 차

\\ Great! // 6일 차

\\ Excellent! // 7일 차

이렇게 운동하니 요즘 컨디션이 좋아요!

\\ Great! // 8일 차

\\ Great! // 9일 차

\\ Great! // 10일 차

\\ Great! // 11일 차

\\ Great! // 12일 차

\\ Great! // 13일 차

\\ Excellent! // 14일 차

끈기가 대단해요!

목표 달성 달력을 활용해 스트레칭하는 습관을 기르고,
하루하루 쌓인 기록으로 몸이 건강해지는 과정을 경험하자!

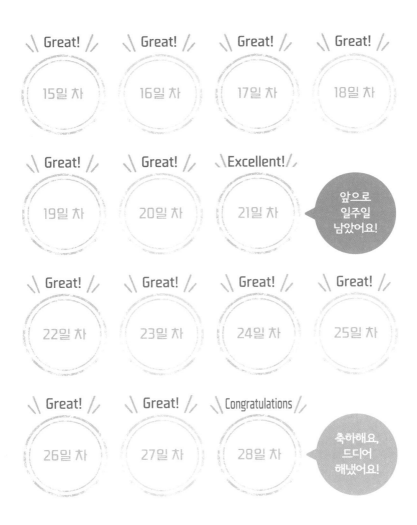

차례

1장 왜 체간 스트레칭을 해야 할까?

4장 3주차 ▶ 속근육과 겉근육이 튼튼해지는 체간 스트레칭

5장 4주 차 통증이 사라지고 몸이 가뿐해지는 체간 스트레칭

1장

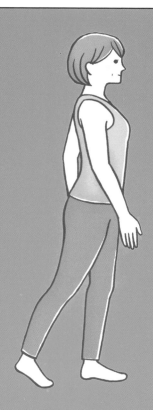

왜 체간 스트레칭을 해야 할까?

1장에서는 본격적으로 스트레칭을 하기에 앞서 체간 스트레칭을 하는 이유와 체간근 강화의 효과에 대해 설명한다. 나이가 들수록 무리하지 않고 쉬운 운동부터 차근차근 시작하는 것이 좋다. 과한 운동은 관절과 근육에 손상을 입히기 쉽고, 한번 다친 몸은 회복하기까지 오랜 시간이 걸린다. 올바른 자세와 동작으로 건강하게 스트레칭하는 방법부터 우리 몸에 대해 알아야 할 필수 건강 지식도 함께 살펴보자.

체간근이 단련되면
몸의 움직임이 가벼워진다

걷기, 앉기, 서기 등 우리가 일상에서 쓰는 기본적인 동작은 체간근과 관련이 있다. 예를 들면 체간근 중 하나인 배가로근(복횡근, 배의 양옆에 가로놓여 있는 넓은 근육)은 볼펜을 잡을 때 손 근육보다 먼저 활성화되는 근육이다. 배가로근 덕분에 손발을 정상적으로 움직일 수 있기 때문이다. 따라서 이 근육이 약해지면 말단 부위의 근육에 부담이 가해져 무릎이나 팔이 아플 수 있다. **약한 체간근 대신 말단 부위의 근육을 사용해 몸을 무리하게 움직인 결과 몸에 통증이 생기는 것이다.** 하지만 체간근을 강화하면 사지의 움직임이 편해져 일상의 모든

살이
잘 빠지지 않는다

어깨 결림이나
허리 통증이
발생하기 쉽다

등이 굽는다

쉽게 지친다

배가 나온다

체간근 힘이 강한 사람

자세가 좋아진다

몸이 단단해진다

어깨 결림이나
허리 통증이
개선된다

잘 걷게 된다

호흡이 편해진다

쉽게 피로해지지
않는다

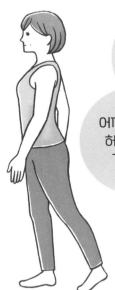

동작을 수월하게 할 수 있다. 또한 자세가 좋아지고 우리 몸이 쉽게 피로해지지 않는다. **따라서 체간근을 키우면 건강하게 오래 살 수 있다.**

나이를 먹을수록 척추가 굳는 이유

회사에서 일하거나 요리, 빨래와 같은 집안일을 할 때면 몸을 앞으로 숙이는 경우가 많아 새우등이 되기 쉽다. 가장 이상적인 자세는 척추가 예쁜 S자 곡선을 유지하면서, 귀, 어깨, 골반, 무릎, 바깥쪽 복사뼈가 일직선상에 놓이는 것이다. **척추가 S자 곡선을 그리는 덕분에 중력에 의해 몸에 실리는 하중이 분산된다. 그러면 서거나 걸을 때 부담이 훨씬 적어진다.**

나이를 먹을수록 척추 주변의 근육이 약해져 정상적인 S자 곡선을 그리지 못하고, 심하면 척추가 막대기처럼 일자가 되기도 한다. 이

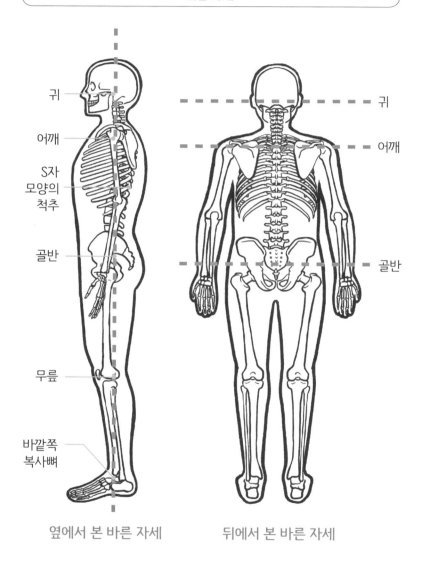

옆에서 본 바른 자세   뒤에서 본 바른 자세

렇게 되면 어깨, 고관절 등의 주변 근육에 가해지는 부담이 커질 수밖에 없다. 무의식중에도 바른 자세를 유지하려면 꾸준한 습관을 통해 체간근을 키워야 한다.

6개의 필수 체간근 강화시키기

체간이란 머리, 팔, 다리를 제외한 몸의 중심부를 말한다. 체간근이라고 하면 복부 주변 근육을 떠올리기 쉬운데 어깨 관절이나 고관절 주변의 작은 근육과 등 근육까지도 체간근에 포함된다. 체간 스트레칭은 단순히 근육만 강화시키는 것이 아니라 몸의 중심을 잡아주는 효과도 있다. 체간근 중에서도 건강한 삶을 사는 데 꼭 필요하고 중요한 역할을 하는 '6개의 필수 체간근'에 대해 중점적으로 살펴보자. 체간근을 제대로 이해하고 어떤 근육을 사용하고 있는지 의식하면서 스트레칭을 하면 더 큰 운동 효과를 볼 수 있다.

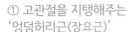

6개의 필수 체간근

① 고관절을 지탱해주는 '엉덩허리근(장요근)'
배 속 깊은 곳에 위치하고 있으며, 주로 다리를 움직일 때 사용하는 근육이다.

② 체간을 안정화시키는 '배가로근(복횡근)'
배를 둘러싸고 있고 복압을 높여 체간을 안정화시키는 근육이다.

③ 척추를 지탱해주는 '척주세움근(척추기립근)'
척주脊柱를 곧게 세워주는 근육이다.

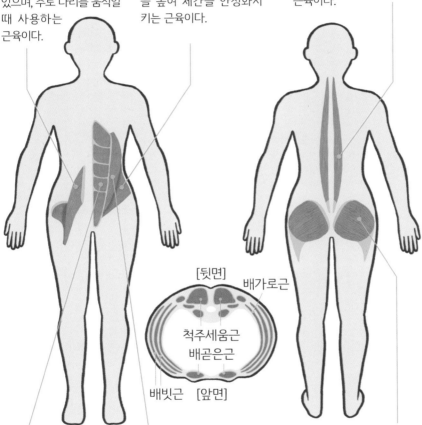

[뒷면]

배가로근

척주세움근

배곧은근

배빗근   [앞면]

④ 구부림을 담당하는 '배곧은근(복직근)'
주로 상체를 앞으로 구부릴 때 사용하는 근육이다.

⑤ 구부림과 회전을 담당하는 '배빗근(복사근)'
상체를 옆으로 기울이거나 회전시킬 때 사용하는 근육이다.

⑥ 하반신을 지탱해주는 '큰볼기근(대둔근)'
고관절을 펴주고, 앉았다가 일어설 때 사용하는 근육이다.

잘못된 운동 백 번보다 정확한 운동 한 번이 낫다

열심히 해보겠다는 생각으로 무리하게 스트레칭을 하다 부상을 당하거나 작심삼일로 끝난 경험이 있을 것이다. 잘못된 자세로 스트레칭을 지속한다면 운동 효과를 기대할 수 없다. 열심히만 해서는 원하는 만큼 효과가 나오지 않기 때문이다.

스트레칭을 많이 하는 것보다는 '바른 자세'로 하는 것이 무엇보다 중요하다. 스트레칭마다 바른 동작과 호흡법이 모두 다르므로, 정확한 스트레칭 방법을 확인하면서 운동하도록 한다. 또한 특정 부분만 과하게 운동하면 몸의 균형이 깨지므로 주의해야 한다. 특히 근육

바른 자세로 운동하기

 시작 자세를 확인한다

 호흡을 확인한다

 동작을 확인한다

 어떤 근육을 발달시키는지 확인한다

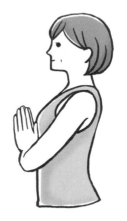

통이 있을 때 어느 한 부분만 운동하면 혈액순환이 나빠지고 근육도 딱딱하게 굳기 때문에 균형 있게 운동하는 습관을 들여야 한다. 스트레칭을 하면서 내가 지금 어떤 근육을 쓰고 있는지, 이 근육으로 어떤 운동 효과를 볼 수 있는지 인식하는 것이 중요하다. 서두르지 말고 하나씩 차근차근 해보자.

건강한 몸을 만들려면 자신에게 맞는 적절한 강도로 운동을 지속해야 한다. 이 책에서 소개하는 체간 스트레칭이 강도 높은 운동은 아니지만, 체간근을 균형 있게 발달시켜주는 좋은 효과가 있다.

하루 1분만 시간을 내보자. 운동이 끝나면 체간 스트레칭을 습관화하는 데 도움이 되는 4주 목표 달성 달력(14페이지 참조)에 동그라미를 표시해보자.

스콰 운동으로
체간 스트레칭 효과 높이기

각 장의 마지막(각 주의 마지막 날)에는 '스콰 Squat **운동'을 할 수 있**

도록 구성했다. 스콰은 전신 운동이자, 엉덩이에서부터 복부까지 다양

한 근육을 사용하는 최고의 체간 운동이기 때문이다.

체간 운동 중 하나인 '플랭크Plank' 역시 복부 주변을 강화하는 데

효과적인 운동이지만, 배가로근을 키우는 데만큼은 스콰만한 것이 없

다. 그렇다고 복부를 비롯한 전신을 강화하기 위해 스콰 운동만 고집

할 필요는 없다. 플랭크가 자세를 바르게 해주는 운동이라면 스콰은

단련된 체간을 올바르게 움직일 수 있도록 하는 운동이다. 운동을 하

는 목적이 서로 다른 것이다.

다양한 스트레칭 동작으로 근육을 자극해 나쁜 자세를 바로잡고 근육을 균형 있게 발달시킨 후 스콰 운동을 하면 스트레칭의 효과를 최대화할 수 있다. 그래서 각 장의 마지막에 스콰 운동을 넣었다. 각 장에 나오는 다양한 스콰 운동을 무리 없이 소화한다면 단련된 체간을 잘 사용하고 있다는 증거다.

4주 동안 반복하며 체간근을 강화하는 습관을 들여보자. 여러 가지 체간근 운동을 꾸준히 하다 보면 움직임이 한결 가벼워지고 몸이 편안해질 것이다. 또 약한 근육을 균형 있게 발달시키면서 체간근을 더욱 잘 사용할 수 있게 된다.

자, 이제 본격적으로 스트레칭을 시작해보자!

나이는 들어도 몸은 늙지 않는다

우리 몸은 나이와 상관없이 언제든 건강해질 수 있다. 내가 운영하는 스포츠센터에는 나이 많은 분들도 찾아오는데, 그중에는 일흔이 넘은 어르신도 있다. 우리 할머니는 아흔이 됐을 때부터 스트레칭을 시작했고 그 덕분에 몸도 마음도 아주 건강해졌다. 어머니도 일흔이 되면서 자세가 나빠지고 몸도 약해졌다. 그러나 스트레칭을 주 4회 이상 10년 동안 꾸준히 하더니, 팔십이 넘은 지금은 자세도 좋아지고 말투도 또렷해졌다.

나이를 먹었다고 해서 근육이 생기지 않는 것은 아니다. 백 세가 되어도 꾸준히 스트레칭을 한다면 몸은 얼마든지 건강하게 바뀔 수 있다. 이 책에서 소개하는 체간 스트레칭으로 건강한 몸과 마음을 만들어보자.

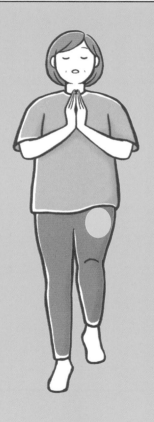

바른 자세로 편안하게 시작하는
체간 스트레칭

1주 차는 체간 스트레칭을 가볍게 시작할 수 있도록 낮은 강도의 쉬운 동작들을 담았다. 호흡을 깊이 하며 체간을 안정화시키는 운동을 해보자. 동작은 간단하지만, 효과는 곧바로 느낄 수 있을 것이다.

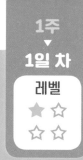

자세가 좋아진다

양손 마주 대고 한쪽 다리 들기

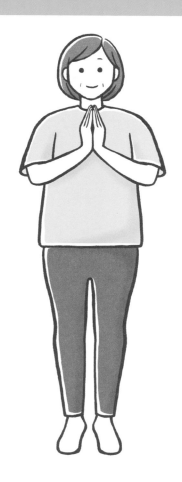

1 똑바로 서서 양 손바닥을 마주 댄다.

스트레칭 포인트

가슴을 활짝 펴고 바른 자세를 유지한다. 균형 잡기가 힘들면 손을 벽에 댄다. 다리를 높이 들수록 운동 강도도 높아진다.

**목표
좌우 교대로
3회×1세트**

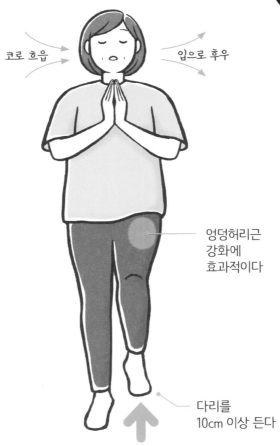

코로 흡입

입으로 후우

엉덩허리근
강화에
효과적이다

다리를
10cm 이상 든다

2 한쪽 다리를 들고 3초 동안 코로 숨을 들이마신다. 그 뒤 3초 동안 입으로 숨을 내쉬면서 다리를 내린다. 반대쪽 다리도 같은 방법으로 해준다. 좌우 다리를 번갈아가며 3회씩 반복한다.

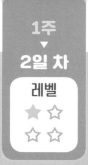
골반 주변 근육의 균형이 잡힌다

누워서 무릎 당기기

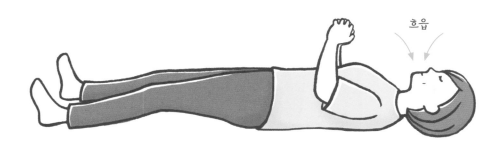

호읍

1 바닥에 똑바로 눕는다. 머리 밑에 베개를 놓고 해도 된다.

40

스트레칭 포인트

고관절에 통증이 느껴지지 않을 만큼만 무릎을 가슴 쪽으로
당긴다. 뻗은 다리의 발끝은 위로 세우고 무릎은 쭉 편다.

목표
좌우 각각
5회×1세트

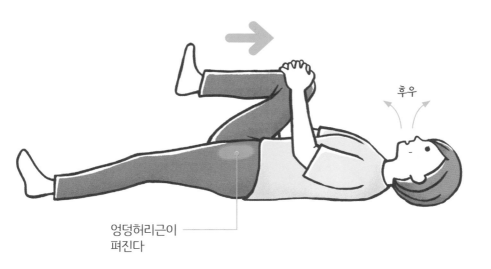

후우

엉덩허리근이
펴진다

2 입으로 숨을 내쉬면서 두 손으로 한쪽 무릎을 잡고 가슴 쪽으로
당긴다. 이 자세를 2초 동안 유지하다가 코로 숨을 들이마시며
천천히 처음 자세로 돌아간다. 반대쪽도 같은 방법으로 해준다.
좌우 각각 5회 반복한다.

복부 주변 근육이 강화된다

누워서 다리 들어 올리기

배에 힘을 준다

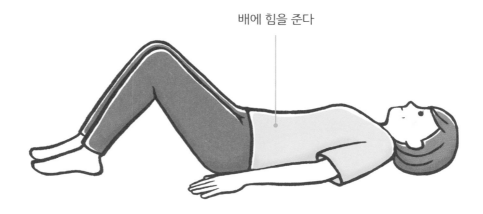

1 바닥에 똑바로 누워 무릎을 구부려 세운다.

들어 올린 다리는 최대한 가슴 쪽으로 당긴다. 호흡은 자연
스럽게 한다.

**목표
좌우 교대로
10회×1세트**

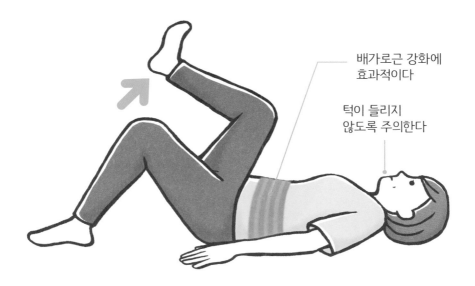

배가로근 강화에
효과적이다

턱이 들리지
않도록 주의한다

2 그 상태로 오른쪽 다리를 들어 올렸다가 내리고 왼쪽 다리를 들어
올렸다가 내린다. 좌우 다리를 번갈아 가며 10회씩 반복한다.

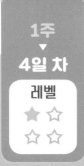
등 근육이 탄탄해지고 척추가 바르게 된다

누워서 엉덩이 들어 올리기

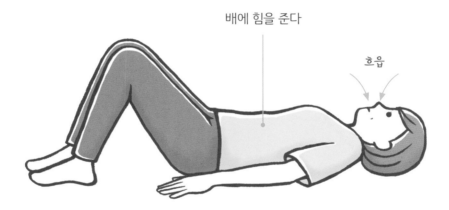

배에 힘을 준다

호읍

1 바닥에 똑바로 누워 무릎을 구부려 세운다.

엉덩이를 들어 올릴 때는 엉덩이에 힘을 준다. 허리가 젖히
지 않도록 배에도 힘을 준다.

목표

10회×1세트

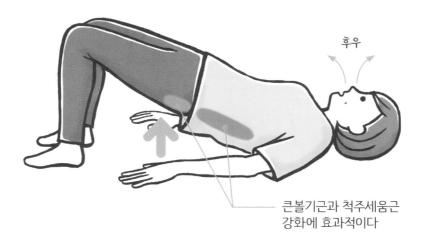

후우

큰볼기근과 척주세움근
강화에 효과적이다

2 숨을 내쉬면서 엉덩이를 들어 올린다. 이 자세를 2초 동안 유지하
다가 숨을 들이마시면서 엉덩이를 내린다. 이 동작을 10회 반복
한다.

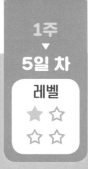

등 근육은 유연하게 배 근육은 튼튼하게 된다
네 발 기는 자세 하기

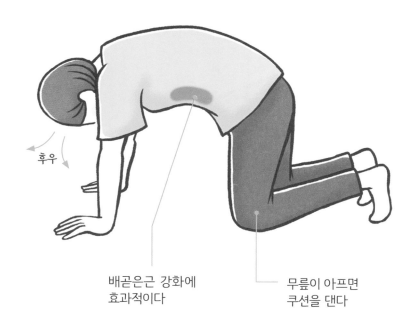

후우

배곧은근 강화에
효과적이다

무릎이 아프면
쿠션을 댄다

1 어깨 아래에는 손이, 고관절 밑에는 무릎이 오도록 네 발 기는
자세를 한다. 등을 둥글게 만 후 고개를 숙여 배꼽을 본다.

등을 둥글게 말 때는 배 근육(배곧은근)을, 허리를 젖힐 때는 등 근육(척주세움근)을 쓰고 있다는 것을 확인한다. 통증이 있는 방향으로는 움직이지 않도록 한다.

목표

5회×1세트

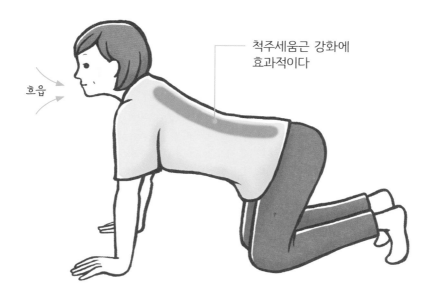

흐읍

척주세움근 강화에
효과적이다

2 고개를 들어 정면을 바라보면서 허리를 젖힌다. 이 동작을 5회 반복한다.

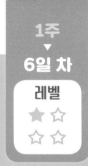

옆구리 근육이 강화되고 복부 주변 군살이 빠진다

상체 기울이기

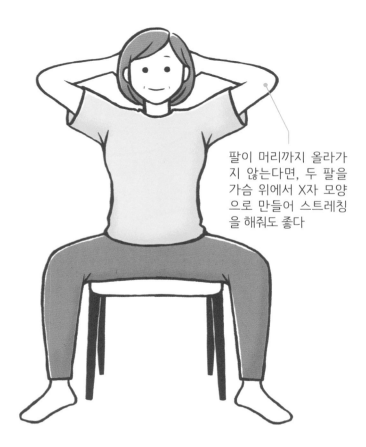

팔이 머리까지 올라가지 않는다면, 두 팔을 가슴 위에서 X자 모양으로 만들어 스트레칭을 해줘도 좋다

1 의자에 앉아 등을 곧게 펴고 다리를 넓게 벌린다. 두 손은 머리 뒤에 둔다.

상체를 옆으로 기울일 때는 몸을 앞으로 숙이거나 젖히지 않
도록 주의한다. 의자에서 떨어지지 않도록 다리를 넓게
벌려 안정된 자세를 유지한다.

목표
좌우 교대로
3회×1세트

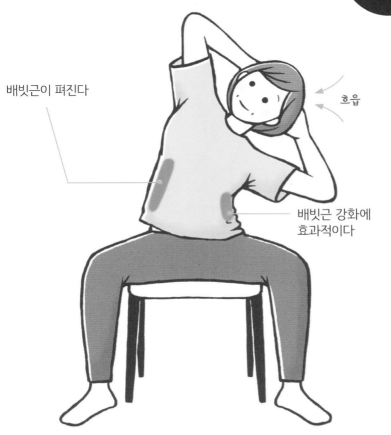

배빗근이 퍼진다

흐읍

배빗근 강화에
효과적이다

2 코로 숨을 들이마시면서 상체를 옆으로 기울인다. 이 자세를 2초
동안 유지하다가 입으로 숨을 내쉬면서 처음 자세로 돌아간다.
좌우 번갈아 가며 3회씩 반복한다.

전신이 개운해지고 고관절의 균형도 잡힌다

스콧 자세 하기

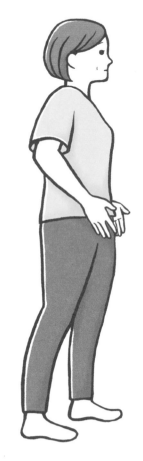

1 다리를 어깨너비로 벌리고 선다. 이때 발끝은 30도 정도 바깥을 향하게 한다.

스트레칭 포인트

의식적으로 엉덩이를 뒤로 뺀다. 발끝과 무릎이 같은 방향을
향하게 한다. 동작이 익숙해지면 넓적다리가 바닥과 평행
이 되도록 쭈그려 앉는다.

목표

10회×1세트

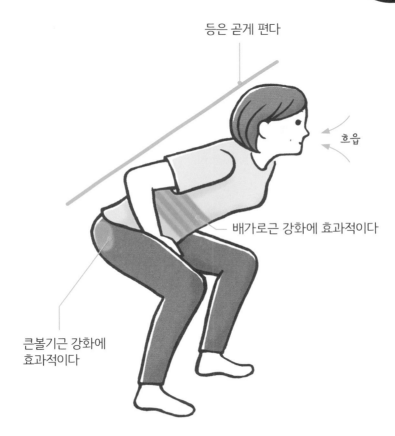

등은 곧게 편다

흐읍

배가로근 강화에 효과적이다

큰볼기근 강화에
효과적이다

2 두 손을 배꼽 아래쪽에 댄다. 배와 넓적다리 사이에 두 손을 두고,
엉덩이를 뒤로 빼면서 쭈그려 앉는다. 숨을 들이마시면서 쭈그려
앉고 숨을 내쉬면서 일어선다. 이 동작을 10회 반복한다.

몸의 좌우 균형을 맞춰라

오른손잡이와 왼손잡이가 따로 있듯이 우리 몸 어딘가는 좌우의 균형이 맞지 않을 수 있다. 예를 들면 양쪽 어깨의 위치가 다르거나, 고개를 한쪽으로 기울일 때 기울이기 더 쉬운 방향이 있는 경우다. 왜 그런지 생각해보자. 그리고 어느 한쪽만 아프지는 않은지, 한쪽 어깨만 결리지는 않는지 자신의 몸 상태를 살펴보자.

오른손잡이는 왼쪽 어깨가 결리기 쉬운데 그 이유는 평소 잘 사용하지 않는 왼쪽 팔의 혈액순환이 원활하지 않아서 노폐물이 쌓이기 때문이다. 그러므로 양쪽을 번갈아 가며 가방을 드는 등 일상의 사소한 습관들부터 하나씩 바꿔보자. 작은 변화가 몸의 좌우 균형을 잡아주는 중요한 첫걸음이 된다.

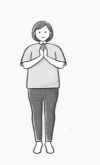
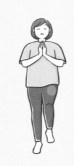

3장 2주차

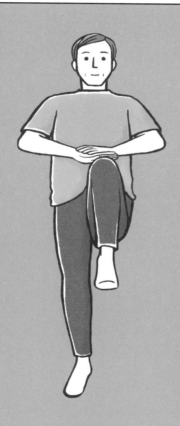

몸을 탄탄하고 유연하게 해주는 체간 스트레칭

이번 장에서는 체간근을 넓게 펴주고 체간 안정화를 높이는 운동을 할 수 있도록 구성했다. 몸의 중심축인 체간은 튼튼하면서도 가동성이 좋아야 하는 근육이다. 체간근을 넓게 사용해 근력 강화와 유연성을 동시에 잡아 균형 잡힌 몸을 만들자.

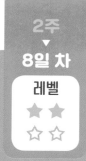
호흡이 편해지고 어깨 주변의 통증도 사라진다
누워서 활 쓰는 자세 하기

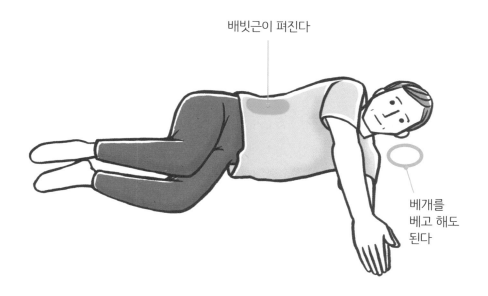

배빗근이 펴진다

베개를
베고 해도
된다

1 옆으로 누워 두 팔을 몸과 직각이 되도록 앞으로 쭉 뻗고 무릎을
직각으로 구부린다.

두 무릎을 붙이고 등을 곧게 편 상태에서 실시한다.

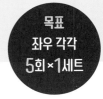

목표
좌우 각각
5회×1세트

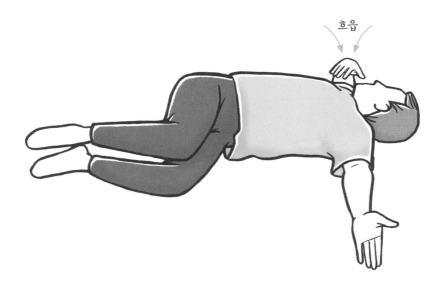

흐읍

2 코로 숨을 들이마시면서 활시위를 당기듯 한쪽 팔꿈치를 뒤로
당기며 상체를 비튼다. 이 자세를 2초 동안 유지하다가 숨을 내
쉬면서 처음 자세로 돌아간다. 반대쪽도 같은 방법으로 해준다.
좌우 각각 5회 반복한다.

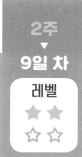

배가로근이 튼튼해지고 체간이 안정화된다

누워서 팔다리 들기

배에 힘을 준다

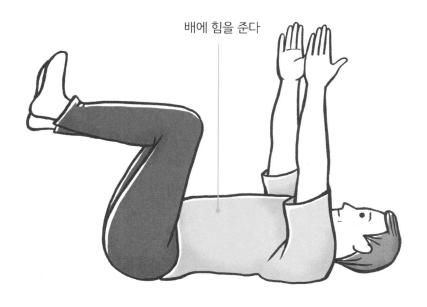

1 바닥에 똑바로 누워 두 팔을 앞으로 뻗는다. 두 다리를 위로 들어 올리고 무릎을 직각으로 구부린다.

스트레칭 포인트

팔다리를 뻗을 때 허리가 젖히지 않도록 한다. 호흡은 자연스
럽게 한다. 배가 납작하고 단단해지도록 힘을 준다.

**목표
좌우 각각
10회×1세트**

배가로근 강화에
효과적이다

턱을 들지 않는다

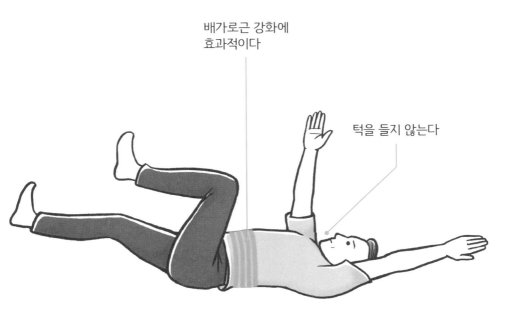

2 왼쪽 팔을 위로 뻗는 동시에 오른쪽 다리를 폈다가 처음 자세로
돌아간다. 이 동작을 10회 반복한다. 오른쪽 팔과 왼쪽 다리도
같은 방법으로 10회 반복한다.

59

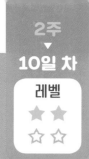

자세가 좋아지고 엉덩이에 탄력이 생긴다

아치 모양 등 만들기

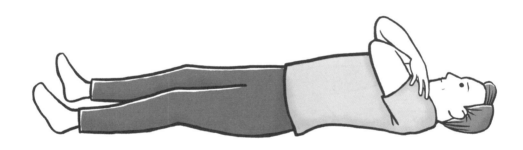

1 바닥에 똑바로 누운 상태에서 두 팔을 가슴 위에서 X자 모양으로 교차시킨다. 발끝은 위로 세운다.

스트레칭 포인트

자세 잡기가 힘들면 양 손바닥을 바닥에 댄다. 엉덩이는 조금만 들어 올려도 되니 너무 무리하지 않도록 한다. 운동 중 허리가 아프면 즉시 멈춘다.

목표

10초×1세트

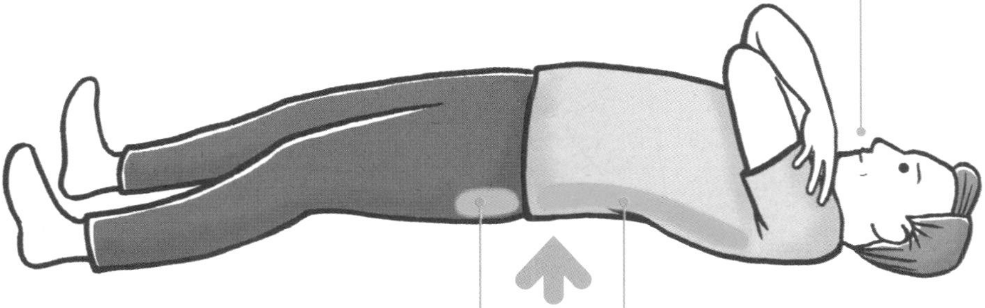

호흡은 자연스럽게 한다
큰볼기근과
척주세움근 강화에
효과적이다

2 엉덩이를 10cm 정도 들어 올리고 머리, 어깨, 발꿈치로 온몸을 지탱한다. 이 자세를 10초 동안 유지한다.

엉덩허리근이 튼튼해지고 뱃살이 빠진다

누워서 자전거 타기

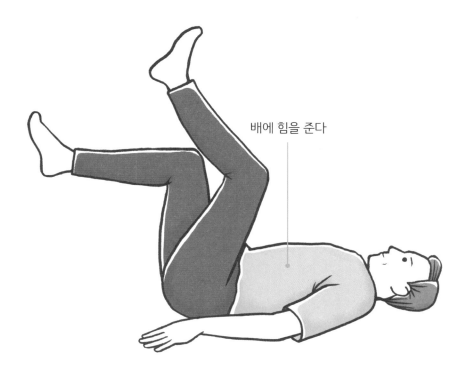

배에 힘을 준다

1 바닥에 누워 두 다리를 들어 올린다.

스트레칭 포인트

허리가 젖히지 않도록 배에 힘을 준다. 호흡은 자연스럽게
한다. 예쁜 원을 그린다는 느낌으로 해준다.

목표

20회×1세트

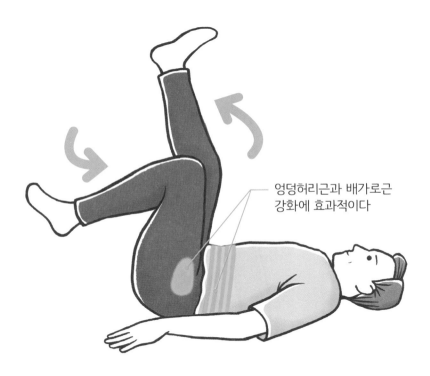

엉덩허리근과 배가로근
강화에 효과적이다

2 자전거 페달을 밟는 것처럼 다리를 위아래로 움직인다. 이 동작
을 20회 반복한다.

배빗근이 강화되고 뱃살이 빠진다
몸통 비틀기

흐읍

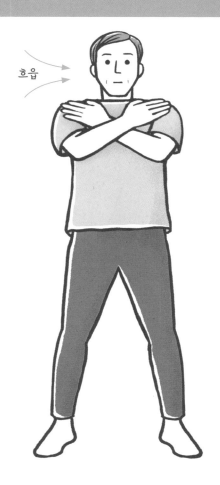

1 다리를 허리 너비로 벌리고 똑바로 선 후, 두 팔을 가슴 위에서 X자
모양으로 교차시킨다.

서두르지 않고 천천히 한다. 상체를 너무 비틀면 허리 통증이 생길 수 있으니 무리하지 않게 한다. 좌우 균형을 맞춰 해준다.

**목표
좌우 교대로
10회×1세트**

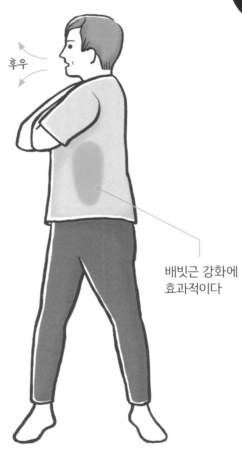

후우

배빗근 강화에
효과적이다

2 입으로 숨을 내쉬면서 상체를 오른쪽으로 비튼다. 이 자세를 2초 동안 유지하다가 숨을 들이마시면서 처음 자세로 돌아간다. 같은 방법으로 상체를 왼쪽으로 비튼다. 이 동작을 좌우 번갈아 가며 10회씩 반복한다.

걸음걸이가 가볍고 경쾌해진다

무릎 들어 올리기

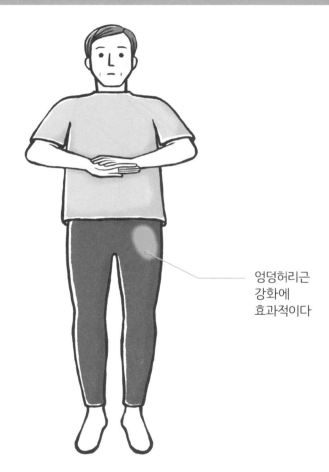

엉덩허리근
강화에
효과적이다

1 다리를 허리 너비로 벌리고 똑바로 선다. 두 손을 포개어 배꼽에
둔다.

**목표
좌우 각각
10회×1세트**

무릎을 들어 올
릴 때 등이 구부
러지지 않도록
주의한다

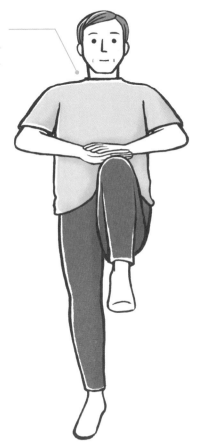

2 한쪽 무릎을 배꼽 높이까지 들어 올려 포갠 손에 댄다. 이 자세를
2초 동안 유지하다가 처음 자세로 돌아간다. 이 동작을 10회 반
복한다. 반대쪽도 같은 방법으로 해준다.

허벅지 안쪽과 엉덩이 근육이 튼튼해진다
와이드 스쾃 자세 하기

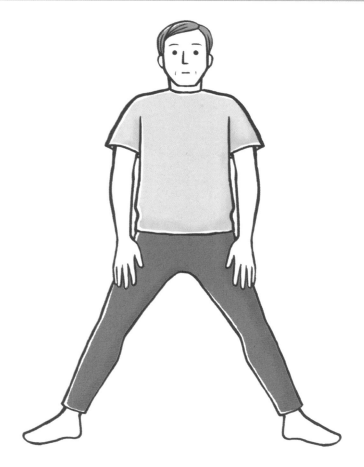

1 다리를 어깨너비보다 넓게 벌리고 선 다음, 두 손을 허벅지 위에 올린다.

상체를 꼿꼿이 세운다. 발끝과 무릎이 같은 방향을 향하게
한다.

목표

10회×1세트

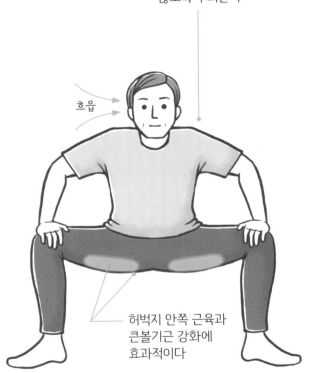

쭈그려 앉을 때
등이 구부러지지
않도록 주의한다

호흡

허벅지 안쪽 근육과
큰볼기근 강화에
효과적이다

2 상체를 세운 상태에서 숨을 들이마시면서 의자에 앉듯이 천천히
쭈그려 앉는다. 두 손으로 무릎을 누르고 숨을 내쉬면서 처음의
자세로 돌아간다. 이 동작을 10회 반복한다.

자신의 몸 상태를 정확히 파악한다

이 책은 혼자서도 할 수 있는 운동을 소개하고 있다. 하지만 혼자서는 운동을 다 하고 나서 일어나는 우리 몸의 세세한 변화까지 알아차리기가 어렵다. 그런 경우, 스포츠 센터나 헬스클럽에 가서 자신의 몸 상태가 어떠한지 정확히 확인해보면 좋다.

흔히 헬스클럽 같은 곳에서는 근력을 키우거나 다이어트를 목적으로 운동을 한다고 생각하기 쉽다. 하지만 원래 헬스클럽은 자신의 몸 상태를 파악하고 건강을 점검하며 전문 트레이너와 함께 문제점을 찾고 해결하는 곳이다. 예를 들면 나이가 들어 잘 걷지 못하는 사람이 있다면, 그곳에서 몸 상태를 확인하고 걸음걸이가 좋아질 수 있도록 돕는 운동 프로그램을 자신에게 맞게 적용해볼 수 있다.

근처에 믿고 다닐 수 있는 운동센터가 있다면 한번 찾아가 보자. 스포츠센터나 헬스클럽에 다니면서 자신의 몸 상태를 파악하고, 이 책에서 소개하는 스트레칭을 보조적으로 활용하는 것도 좋은 방법이다.

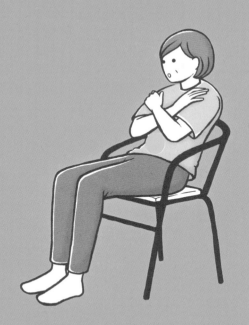

속근육과 겉근육이 튼튼해지는 체간 스트레칭

속근육은 우리 몸을 지탱해주고, 겉근육은 몸을 원활히 움직이게 해주는 역할을 한다. 체간 스트레칭은 두 근육을 함께 키워주기 때문에 우리 몸이 더 튼튼해질 수 있다. 어느 한쪽으로 치우치지 않도록 균형 있게 운동하는 것이 무엇보다 중요하다.

체간 균형이 바로잡힌다

엎드려 팔다리 뻗기

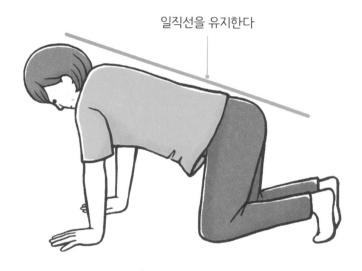

일직선을 유지한다

1 어깨 아래에는 손이, 고관절 아래에는 무릎이 오도록 네 발 기는 자세를 한다.

발끝을 세우면 발가락 스트레칭이 되니 무리하지 않는 범위
내에서 한다. 처음에는 균형 잡기가 쉽지 않겠지만 꾸준
히 하면 체간근을 강화시킬 수 있다.

**목표
좌우 각각
10초×1세트**

배가로근과 배빗근
강화에 효과적이다

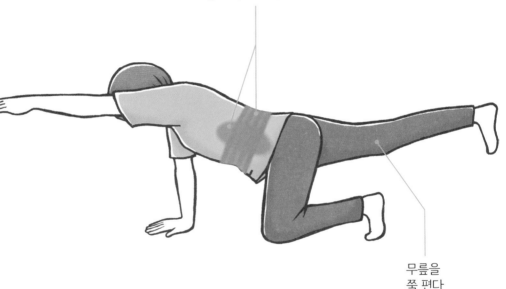

무릎을
쭉 편다

2 왼쪽 팔은 앞으로 뻗고 오른쪽 다리는 뒤로 뻗는다. 이 자세를
10초 동안 유지한다. 호흡은 자연스럽게 한다. 오른쪽 팔과 왼쪽
다리도 같은 방법으로 해준다.

허리에서 엉덩이로 이어지는 근육이 강화된다

엎드려 다리 뒤로 뻗기

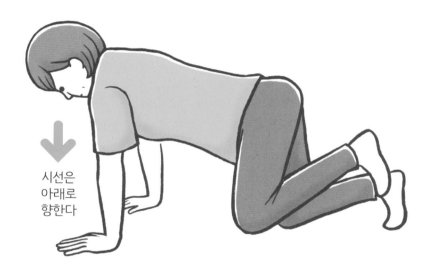

← 시선은
아래로
향한다

1 네 발 기는 자세를 한다.

등을 구부리거나 허리를 젖히지 말고 곧게 편다. 호흡은
자연스럽게 한다. 천천히 동작을 따라 한다.

**목표
좌우 각각
10회×1세트**

척주세움근과
큰볼기근 강화에
효과적이다

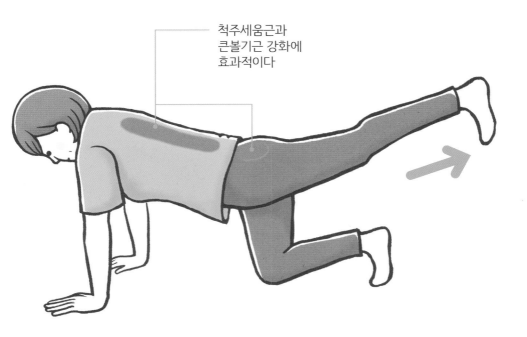

2 왼쪽 무릎을 바닥에서 뗀다. 그 상태에서 다리를 뒤로 차듯 길게
쭉 뻗었다가 처음의 자세로 돌아간다. 이 동작을 10회 반복한다.
반대쪽도 같은 방법으로 해준다.

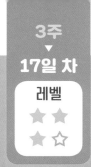

배곧은근이 튼튼해진다

의자에 앉아 상체 둥글게 말기

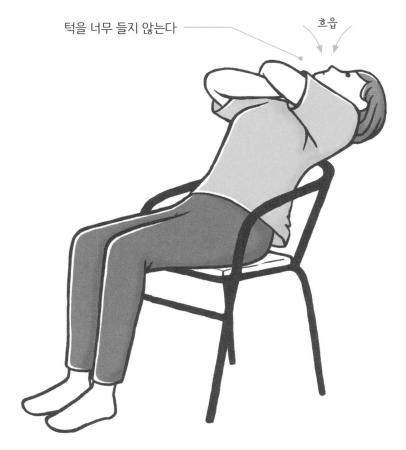

턱을 너무 들지 않는다

흐읍

1 의자에 살짝 걸터앉아 등받이에 몸을 기댄다. 두 팔을 가슴 위에 X자 모양으로 교차시키고 숨을 들이마시면서 상체를 뒤로 살짝 젖힌다.

고개를 숙이는 것이 아니라 등과 허리를 둥글게 만다. 의식 적으로 정확히 호흡하는 것이 중요하다.

목표

10회×1세트

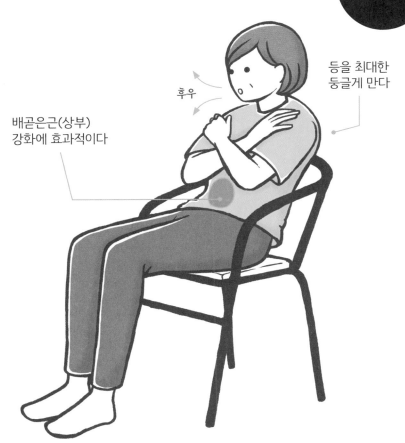

등을 최대한
둥글게 만다

후우

배곧은근(상부)
강화에 효과적이다

2 숨을 내쉬면서 복근(배곧은근)을 사용하여 등을 둥글게 만다. 1과
2의 동작을 10회 반복한다.

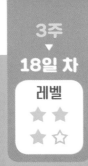

하복부 근육이 강화된다
의자에 앉아 다리 들어 올리기

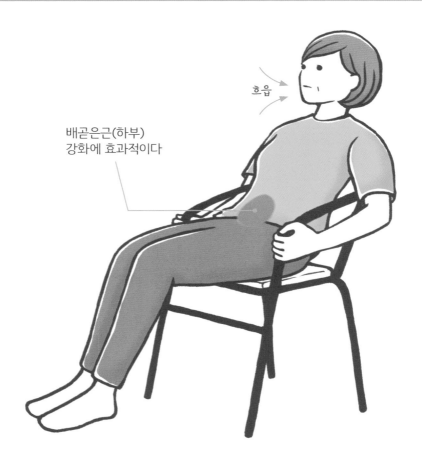

흐읍

배곧은근(하부)
강화에 효과적이다

1 의자에 살짝 걸터앉아 등받이에 몸을 기댄다. 두 손으로 의자를 잡고 상체를 고정시킨다. 의자에 손잡이가 없을 경우에는 의자 옆면을 잡고 해도 된다.

허리를 둥글게 말듯이 다리를 들어 올린다. 호흡을 멈추지 않고 한다.

목표

10회×1세트

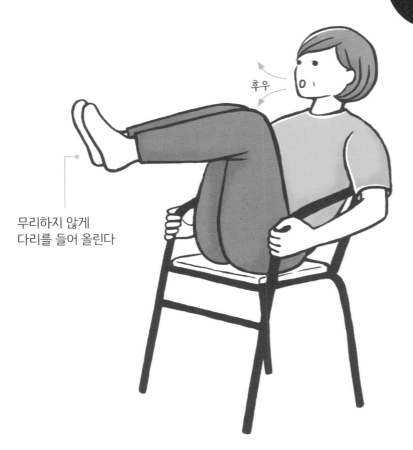

후우

무리하지 않게
다리를 들어 올린다

2 숨을 내쉬며 복근을 사용해 두 다리를 가슴 쪽으로 당기듯 들어 올린다. 숨을 들이마시면서 천천히 두 다리를 내린다. 가능하면 발을 바닥에 대지 않고 10회 반복한다.

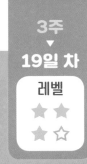

배곧은근은 튼튼하게 척추는 유연하게 된다

등 구르기

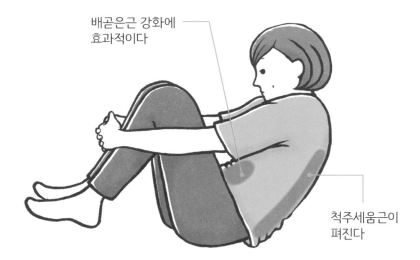

배곧은근 강화에
효과적이다

척주세움근이
펴진다

1 바닥에 누운 상태에서 무릎을 구부려 두 팔로 감싸 안는다.

목에 통증이 생기지 않도록 턱을 앞으로 당긴다. 호흡은 자연스럽게 한다. 운동하는 동안 복근을 강화하고 있다는 것을 의식한다. 이 동작은 허리 근육을 풀어주는 효과도 있다.

**목표
구르기
10회×1세트**

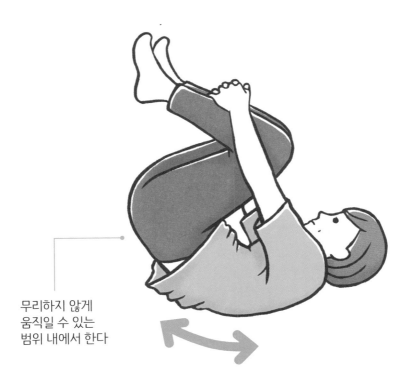

무리하지 않게
움직일 수 있는
범위 내에서 한다

2 몸을 둥글게 만 상태에서 흔들리는 요람처럼 뒤로 굴렀다가 반동을 이용해 처음 위치로 돌아간다. 이 동작을 10회 반복한다.

바른 자세로 걷게 된다
다리 옆으로 벌리기

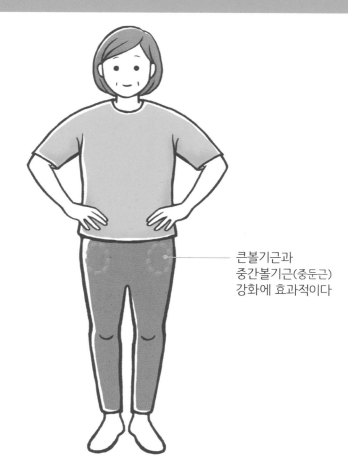

큰볼기근과
중간볼기근(중둔근)
강화에 효과적이다

1 다리를 허리 너비로 벌리고 똑바로 서서 두 손을 허리에 댄다.

균형 잡기가 힘들면 손을 벽에 대고 한다. 다리가 앞으로 나오지 않도록 주의한다. 호흡은 자연스럽게 한다.

**목표
좌우 각각
10회×1세트**

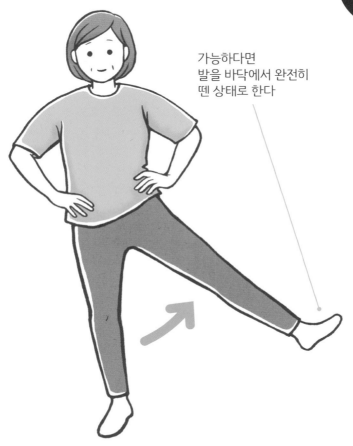

가능하다면
발을 바닥에서 완전히
뗀 상태로 한다

2 한쪽 다리를 들어 옆으로 벌린다. 이 자세를 2초 동안 유지하다 다리를 내린다. 이 동작을 연속해서 10회 반복한다. 반대쪽 다리도 같은 방법으로 해준다.

전신이 풀어지고 몸의 중심이 세워진다
만세 스콧 자세 하기

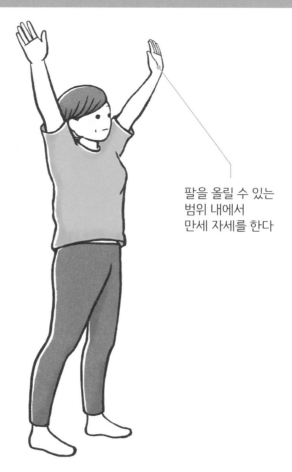

팔을 올릴 수 있는
범위 내에서
만세 자세를 한다

1 다리를 어깨너비로 벌리고 서서 만세를 부르듯이 두 팔을 들어
올린다. 이때 발끝은 30도 정도 바깥쪽을 향하게 한다.

팔이 잘 올라가지 않는 경우 두 팔을 가슴 위에서 X자 모양으로
교차시키거나 두 손을 머리 위에 올려둔다. 의식적으로 엉덩
이를 뒤로 뺀다. 발끝과 무릎이 같은 방향을 향하게 한다.

목표

10회×1세트

등은 곧게 편다

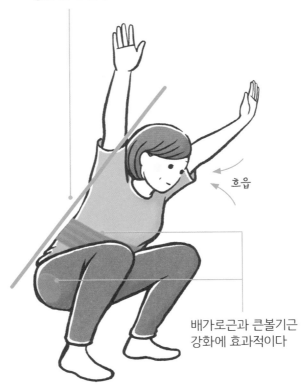

흐읍

배가로근과 큰볼기근
강화에 효과적이다

2 숨을 들이마시면서 엉덩이를 뒤로 쭉 뺀 후 쭈그려 앉는다. 숨을
내쉬면서 일어선다. 이 동작을 10회 반복한다.

관절이 튼튼해야 허리가 안 아프다

척주脊柱는 우리 몸의 중축을 이루는 뼈와 연골 기둥을 뜻하는데, 척추뼈가 서로 연결되어 있어 기둥처럼 이어진 전체를 아우르는 말이기도 하다. 체간의 기둥 역할을 하는 이 척주는 7개의 목뼈(경추), 12개의 등뼈(흉추), 5개의 허리뼈(요추), 그리고 엉치뼈(천골)와 꼬리뼈(미골)로 이루어져 있다. 허리뼈는 구조상 크게 움직이는 관절은 아니지만, 과도하게 사용하면 '척추분리증', '추간판 탈출증(디스크)' 등이 발생한다.

이러한 질환을 예방하려면 위쪽 등뼈 관절과 고관절의 움직임이 원활해야 한다. 등뼈 관절과 고관절이 정상적으로 움직이면 허리뼈 관절을 필요 이상으로 쓰지 않아도 되기 때문이다. 그러나 등이 굽거나 허벅지 안쪽 근육이 경직되는 등의 증상이 있으면 허리뼈 관절에 부담을 주게 된다.

움직일 때 통증이 있는 경우에는 이른 시일 내 정형외과를 찾는 것이 좋지만, 예방 단계에서는 관절의 기능을 회복시키는 운동을 소개하고 있는 이 책이 도움이 될 것이다.

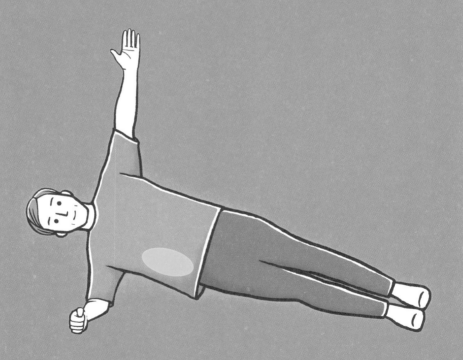

통증이 사라지고 몸이 가뿐해지는 체간 스트레칭

4주 동안 매일 꾸준히 체간 스트레칭을 하면 걸음걸이가 좋아지고 몸이 가벼워져 반응속도도 훨씬 더 빨라진다. 이번 장에는 통증이 사라지고 몸이 가뿐해지며 질병을 예방해주는 핵심 체간 스트레칭을 모았다.

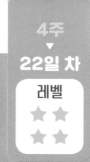

체간근이 강화된다

플랭크 자세 하기

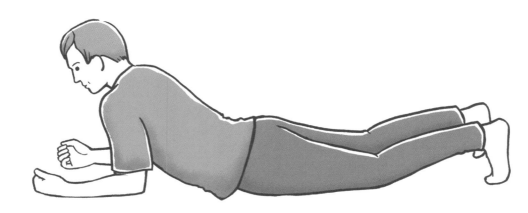

1 바닥에 엎드린 상태에서 팔꿈치, 아래팔, 발끝으로 온몸을 지탱한다.

허리를 젖히거나 등을 구부리지 않도록 주의한다. 호흡은 자연스럽게 한다. 이 동작이 힘들면 무릎을 바닥에 대고 해도 좋다.

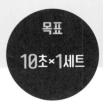

목표

10초×1세트

배가로근 강화에 효과적이다

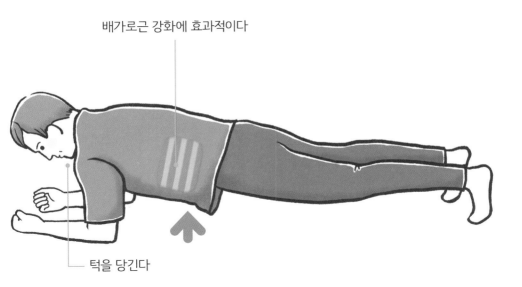

턱을 당긴다

2 엉덩이와 배에 힘을 주고 허리를 들어 올린다. 머리부터 발꿈치까지 일직선이 되도록 한다. 이 자세를 10초 동안 유지한다.

옆구리 근육이 강화되고 자세가 좋아진다

사이드 플랭크 자세 하기

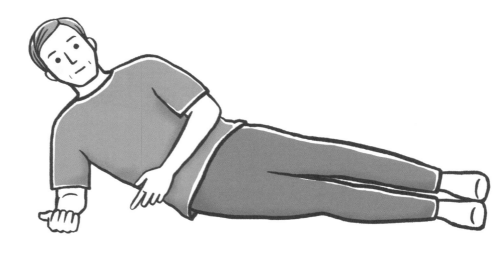

1 옆으로 누운 상태에서 팔꿈치, 아래팔, 한쪽 다리로 온몸을 지탱한다.

허리를 너무 내리거나 올리지 않도록 주의한다. 머리부터
다리까지 일직선이 되도록 한다.

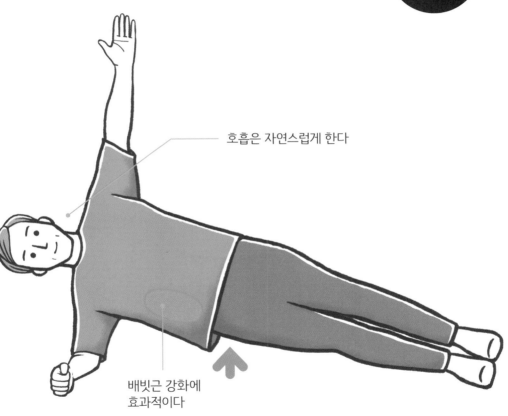

호흡은 자연스럽게 한다

배빗근 강화에
효과적이다

2 엉덩이와 배에 힘을 주고 한쪽 팔을 위로 쭉 뻗으며 허리를 들어
올린다. 이 자세를 10초 동안 유지한다. 반대쪽도 같은 방법으
로 한다.

몸을 비트는 힘이 생긴다

상체 비틀며 일어나기

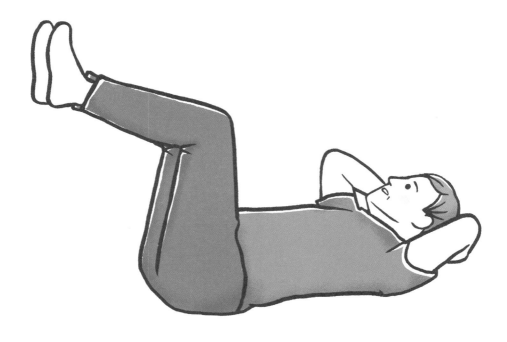

1 바닥에 누운 상태에서 두 다리와 머리를 들어 올려준다. 두 손은
머리 뒤에 둔다.

상체를 비스듬히 비틀면서 해준다. 의식적으로 바르게 호흡하
는 것이 중요하다.

**목표
좌우 교대로
10회×1세트**

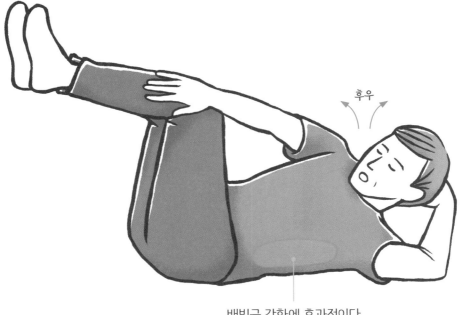

후우

배빗근 강화에 효과적이다

2 입으로 숨을 내쉬며 오른쪽 손을 왼쪽 무릎 바깥쪽에 댄다. 코로
숨을 들이마시면서 처음의 자세로 돌아간다. 같은 방법으로 반
대쪽 손으로도 한다. 좌우 번갈아 가며 10회씩 반복한다.

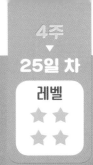
굽었던 새우등이 똑바르게 펴진다

엎드려 상체 들어 올리기

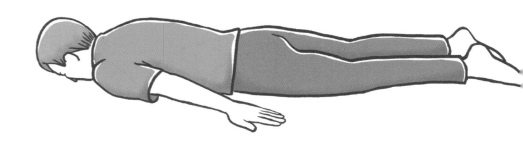

1 바닥에 엎드린 상태에서 두 팔을 비스듬히 아래로 내려 바닥에 손바닥을 댄다.

고개가 아닌 등과 허리를 젖혀야 한다. 너무 무리하지 말고 가능한 만큼만 상체를 올려준다. 허리 통증이 느껴지면 즉시 멈춘다.

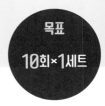

목표

10회×1세트

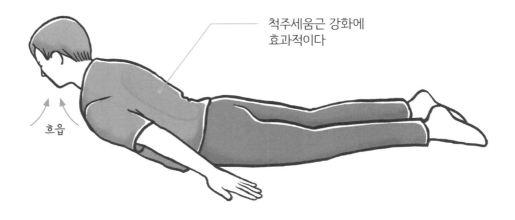

척주세움근 강화에 효과적이다

흐읍

2 숨을 들이마시면서 가슴을 펴고 상체를 들어 올려 젖힌다. 숨을 내쉬면서 천천히 처음의 자세로 돌아간다. 이 동작을 10회 반복한다.

배곧은근과 다리 안쪽 근육이 강화된다

앉아서 다리 교차하기

호흡은 자연스럽게 한다

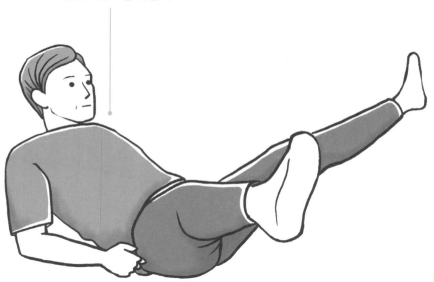

1 바닥에 앉은 상태에서 두 팔꿈치를 바닥에 대고 두 다리를 뻗는다.

다리를 교차할 때는 좌우 다리를 번갈아 앞으로 오게끔 해준다.
팔꿈치를 바닥에 대는 동작이 힘들면 바닥에 누워서 해도 된
다. 의자에 앉아서 하면 운동 강도가 낮아진다.

목표

10회×1세트

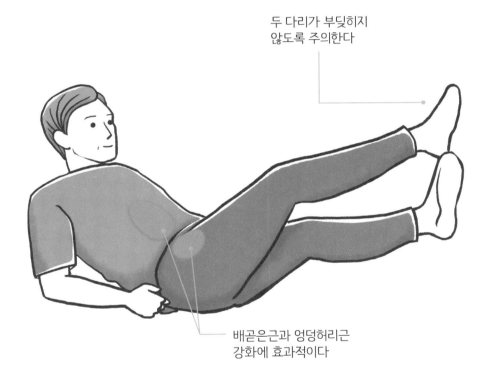

두 다리가 부딪히지
않도록 주의한다

배곧은근과 엉덩허리근
강화에 효과적이다

2 뻗은 두 다리를 가위질하듯 양옆으로 교차한다. 이 동작을 10회
반복한다.

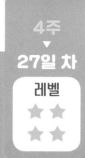

엉덩이와 허벅지 근육이 튼튼해진다

스플릿 스콰 자세 하기

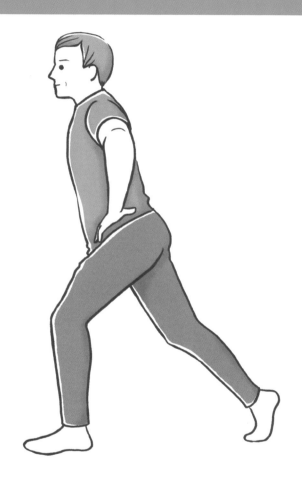

1 다리를 허리 너비로 벌리고 선다. 다리를 앞뒤로 벌리고 두 손은 허리에 댄다. 앞뒤 다리의 간격은 보폭의 1.5배 정도다.

등이 구부러지지 않도록 주의한다. 무릎이 발끝보다 더 앞으로
나오지 않도록 한다. 두 손을 무릎에 대고 하면 운동 강도가
낮아진다.

목표
좌우 각각
10회×1세트

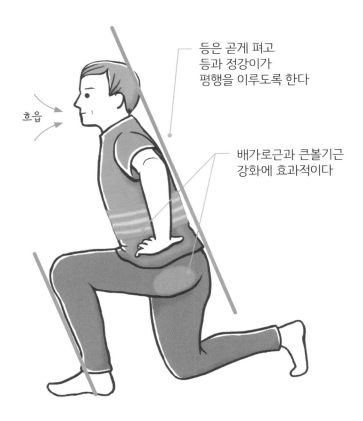

등은 곧게 펴고
등과 정강이가
평행을 이루도록 한다

호흡

배가로근과 큰볼기근
강화에 효과적이다

2 숨을 들이마시면서 엉덩이를 뒤로 빼며 쭈그려 앉는다. 숨을 내
쉬면서 앞쪽 다리로 바닥을 밀며 1의 자세로 돌아간다. 반대쪽
역시 같은 방법으로 한다. 좌우 각각 10회 반복한다.

몸에 가해지는 충격을 덜고 체간 전체를 단련한다
런지 자세 하기

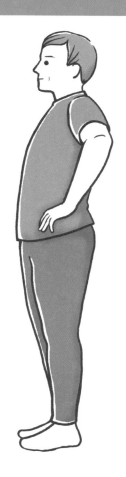

1 똑바로 서서 다리를 허리 너비로 벌린다.

등이 구부러지지 않도록 주의한다. 무릎이 발끝보다 앞으로 나
오지 않도록 한다.

**목표
좌우 교대로
10회×1세트**

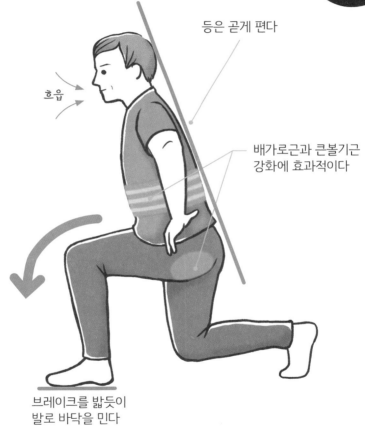

등은 곧게 편다

흐읍

배가로근과 큰볼기근
강화에 효과적이다

브레이크를 밟듯이
발로 바닥을 민다

2 숨을 들이마시며 오른쪽 다리를 앞으로 내밀고 무릎을 굽힌다.
앞뒤 다리의 간격은 보폭의 1.5배 정도다. 숨을 내쉬면서 오른
쪽 다리로 바닥을 차며 1의 자세로 돌아간다. 반대쪽 다리도 같
은 방법으로 한다. 좌우 번갈아 가며 10회씩 반복한다.

무병장수하는 건강 비결 5

의식적으로 호흡하라

평소에 자신이 어떻게 호흡하는지 살펴보자. 사람은 하루 2만 회 정도의 호흡을 하는데, 24시간 동안 호흡을 의식해서 하는 경우가 전혀 없을 수도 있다.

일상생활을 하면서 단 10회만이라도 의식적으로 호흡을 해보자. 회사 일이나 집안일에 시달리다 보면 자기도 모르게 몸이 긴장해 호흡이 얕아진다. 깊은 호흡을 통해 신선한 산소를 머리와 몸에 공급하면 혈액순환이 원활해져 생기 넘치는 일상을 보낼 수 있다. 생각날 때만이라도 좋으니 무리하지 않는 선에서 꾸준히 실천해보자.

4주 스트레칭 과정이 끝나면

체간 안정화를 유지하기 위해서는 이 책에서 소개한 스트레칭 중에서 하루에 한 가지라도 실천하는 것이 좋다. 스트레칭을 꾸준히 계속 할 수 있는 방법은 두 가지가 있다. **하나는 4주 과정을 처음부터 다시 시작하는 것이고, 다른 하나는 자신에게 맞는 스트레칭을 발견하여 운동 목적에 따라 해당 동작들을 반복하는 것이다.**

물론 책에 소개된 모든 스트레칭을 매일 해도 좋지만, 스트레칭을 하다가 통증을 느끼거나 피로감이 생긴다면 하루에서 이틀 정도 휴식을 취하도록 한다. 스트레칭 효과를 지속하려면 무엇보다 중요한 것은 꾸준함이다. 그리고 걷기나 골프 등의 운동을 체간 스트레칭과 병행하면 우리 몸은 더욱 건강해질 것이다.

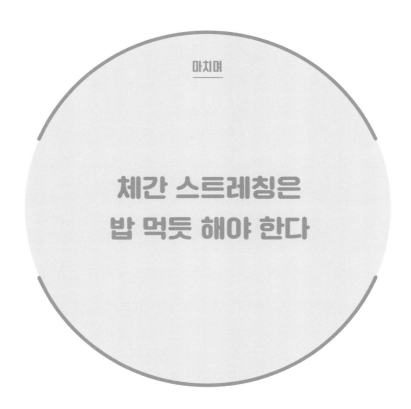

마치며

체간 스트레칭은
밥 먹듯 해야 한다

사람은 동물動物이다. 즉 움직이는 생명이라는 뜻이다. 사람은 움직이지 않으면 몸에 이상이 생기도록 만들어졌다. 노화로 인해 근육이 줄어드는 상태를 '사코페니아Sarcopenia(근육 감소증)'라 하고 나이를 먹어 쇠약해진 상태를 '프레일Frail'이라고 한다. '로코모티브 신드롬Locomotive Syndrome(운동기능저하증후군)'이란 운동 기능이 저하되어 치료가 필요한 상태를 말하며 고령화 시대에 접어든 오늘날의 문제점 중 하나다.

이러한 문제점을 알면서도 어떻게 해야 좋을지 모르겠다는 사람이 많다. 그런 사람들에게 간단히 걷기 운동을 하거나 등산을 하면서 체간 스트레칭을 함께 해보라고 권하고 싶다.

체간 스트레칭은 모든 운동의 기본이 되기에 체간 스트레칭만 해도 충분히 효과를 볼 수 있지만, 다른 운동과 병행하거나 헬스클럽에 다니면서 스트레칭을 한다면 그 효과는 분명 배가 될 것이다.

개인적인 이야기를 하자면, 여든이 넘은 우리 부모님은 당연하게도 운동 기능이 많이 저하된 상태다. 그런 부모님도 할 수 있는 운동을 소개하자는 마음으로 이 책을 썼다. 여든이 넘은 노인들도 쉽게 따라 할 수 있는 운동을 소개해 건강하게 오래 살 수 있도록 도와주는 것이 이 책의 목표다.

체간 스트레칭으로 효과를 보려면 '매일 밥을 먹듯이' 해야 한다. 매일 스트레칭을 해야 한다고 생각하면 부담감이 생길 수도 있을 것이다. 하지만 체간 스트레칭은 '하루 1분'만 투자하면 되므로 매일 습관처럼 할 수 있다.

체간 스트레칭으로 몸의 균형을 잡고 건강한 몸을 만들어 더욱 활기찬 일상을 보낼 수 있기를 진심으로 바란다.

50부터 시작하는
하루 1분 기적의 스트레칭

초판 1쇄 발행 2022년 12월 15일
초판 2쇄 발행 2023년 2월 2일

지은이 사와키 가즈타카
옮긴이 최말숙
펴낸이 민혜영
펴낸곳 (주)카시오페아
주소 서울시 마포구 월드컵로14길 56, 2층
전화 02-303-5580 | **팩스** 02-2179-8768
홈페이지 www.cassiopeiabook.com | **전자우편** editor@cassiopeiabook.com
출판등록 2012년 12월 27일 제2014-000277호
책임편집 양다은
편집 이수민, 오희라, 양다은 | **디자인** 최예슬
마케팅 허경아, 홍수연, 이서우, 이애주, 신혜진

ⓒ 사와키 가즈타카, 2022
ISBN 979-11-6827-089-3 03510

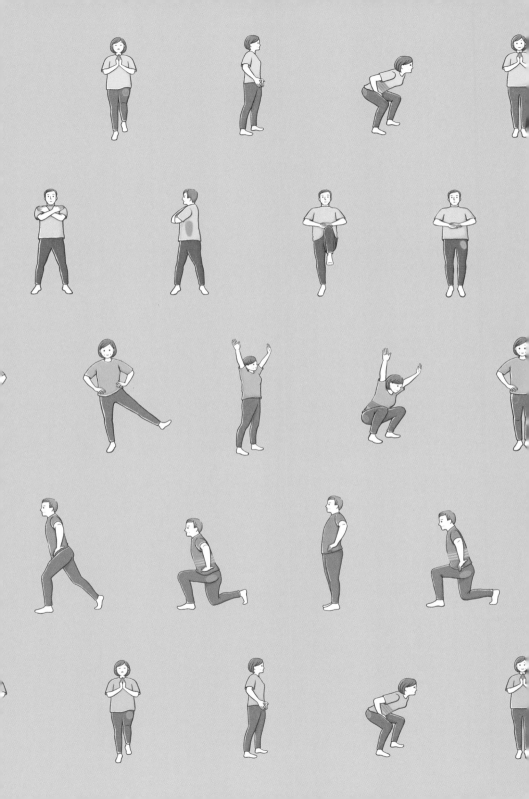

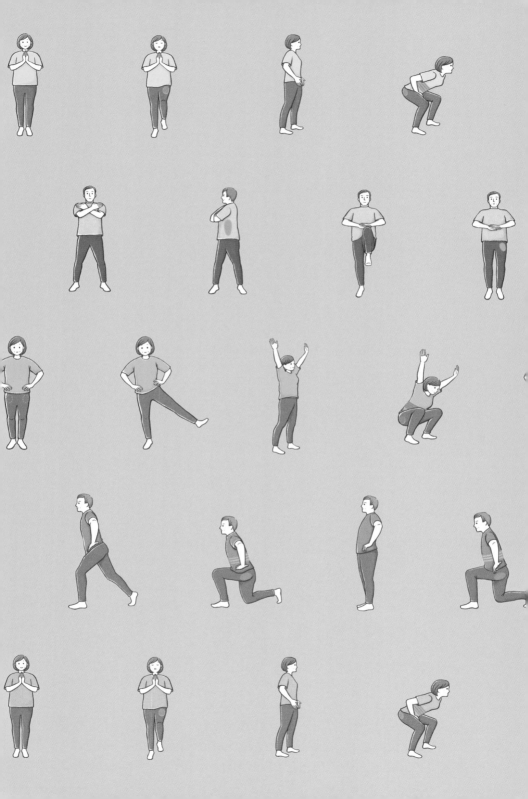

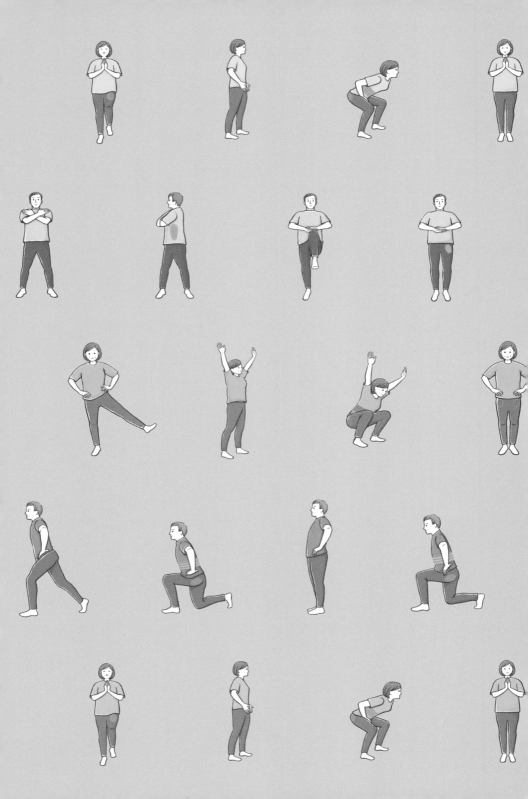

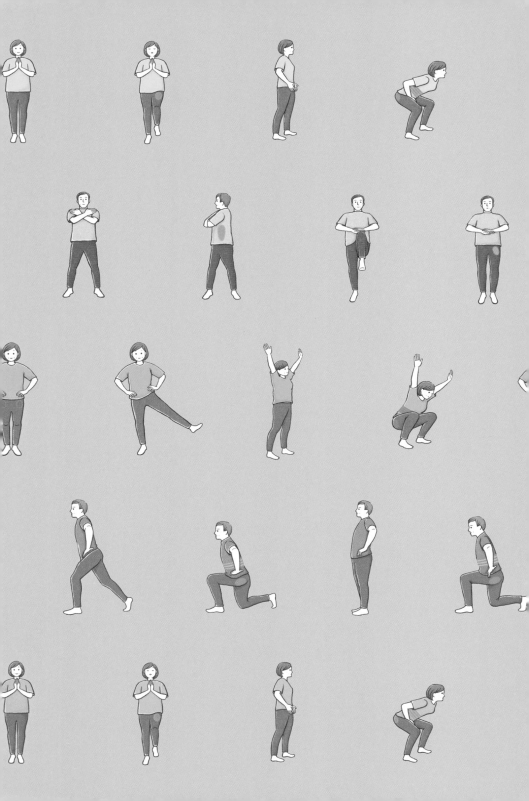